# El Libro De Cocina Mediterránea Completo Para Principiantes

La Guía Completa De La Dieta Mediterránea Para Principiantes; Muchas Recetas Para Su Satisfacción Y Para Una Buena Salud

## Hilary Anderson - Carolina Caballero

**Aviso de descargo de responsabilidad:**

Tenga en cuenta que la información contenida en este documento es solo para fines educativos y de entretenimiento. Se ha realizado todo lo posible para presentar información precisa, actualizada y fiable y completa. No se declaran ni implican garantías de ningún tipo. Los lectores reconocen que el autor no está participando en la prestación de asesoramiento legal, financiero, médico o profesional. El contenido de este libro se ha derivado de varias fuentes. Por favor, consulte a un profesional con licencia antes de intentar cualquier técnica descrita en este libro.

Al leer este documento, el lector acepta que bajo ninguna circunstancia el autor es responsable de las pérdidas, directas o indirectas, en las que se incurra como resultado del uso de la información contenida en este documento, incluidos, entre otros, errores, omisiones o inexactitudes.

# Tabla de contenido

# Introducción

9

Gracias por comprar **El Libro De Cocina Mediterránea Completo Para Principiantes: La Guía Completa De La Dieta Mediterránea Para Principiantes; Muchas Recetas Para Su Satisfacción Y Para Una Buena Salud.**

La forma en que la dieta mediterránea Trabajar Varios

estudios de investigación han demostrado que la dieta

mediterránea también ofrece elementos nutricionales

necesarios que sin duda podrían ayudar a su sistema contra el

envejecimiento, enfermedades emocionales, trastornos

intestinales, complejidades hereditarias, problemas de la piel,

y varias otras enfermedades. Los amigos de científicos en los

estudios de estados unidos que el plan dietético que ve su

contenido bajo del carbohidrato así como sus resultados

probables. Además, revelaron que la dieta era efectiva en la

prevención de la enfermedad coronaria y también aumentaba

la esperanza de vida promedio del área estudiada.

Vivir una vida sana sobre la dieta mediterránea.

# Los extraordinarios beneficios de comer a la manera mediterránea

## Estilo de vida saludable y largo

La cocina mediterránea es más conocida como la cocina más popular del planeta, y la dieta no divaga demasiado. Como está situado en verduras y frutas, aceites saludables y granos enteros, además de carne magra y pescado, no es difícil encontrar por qué esta dieta se considera saludable. Mezcla tomar una copa de vino, y te has conseguido un placer, comida fácil de ir.

## Huesos fuertes

La osteoporosis ocurre una vez que el cuerpo es incapaz de sanar los huesos como consecuencia de una falta, e incluso el hueso se ha perdido, mientras que apenas queda hueso, o ambos. Como consecuencia de esta enfermedad, los huesos se vuelven quebradizos y podrían estallar de colapso o en circunstancias más extraordinarias, bultos manejables o

estornudos. El alto grado de grasas saludables y aceite de

coco proporciona elementos nutricionales que pueden ayudar

con la densidad ósea. En una investigación publicada en la

revista JAMA Internal Medicine, los científicos estudiaron a

90.000 mujeres con una edad media de 64 años. Las señoras

tuvieron menos incidentes de rotura ósea y también redujeron

la velocidad de la osteoporosis.


**Corazón sano**

Los signos científicos unen fácilmente la buena salud del

corazón con comidas particulares, principalmente frutas,

verduras, aceite de coco y nueces. ¡La dieta mediterránea lo

tiene todo! La dieta mediterránea se trata de resaltar las

grasas. En lugar de trabajar con el petróleo para beber

habitual, el plan dietético emplea aceite de coco, que

comprende grasa saludable que es ideal para el centro de uno.

Dicho esto, la dieta mediterránea ayudará a disminuir su

probabilidad de colapso coronario. Una dieta mediterránea contiene alimentos junto con grasas monoinsaturadas como el aceite de coco en lugar de alimentos grasos como la mantequilla. La dieta mediterránea comprende naturalmente la mayoría de los cambios cruciales de la dieta que podrían continuar manteniendo su corazón en forma de punta.

**Pérdida de grasa**

Aunque el enfoque principal en esta dieta no es la reducción de grasa, es seguro que ayudará con esto si eso es lo que está buscando. Aquí está la idea de la opinión: alimentos limpios y frescos junto con granos enteros, grasas, azúcar en la sangre y toneladas de líquidos combinados con grandes cantidades de ejercicio. Al cambiar a comidas bien equilibradas y una forma de vida saludable, usted va a perder peso sin siquiera causar desequilibrios extremos en el sistema. Además, se entiende que las dietas alimentarias, al igual que la dieta mediterránea, ayudan a perder peso. ¡La única realidad de dejar de comer comida chatarra y alimentos procesados con azúcar y grasas

poco saludables sería un comienzo perfecto para la pérdida de

peso!

# desayuno

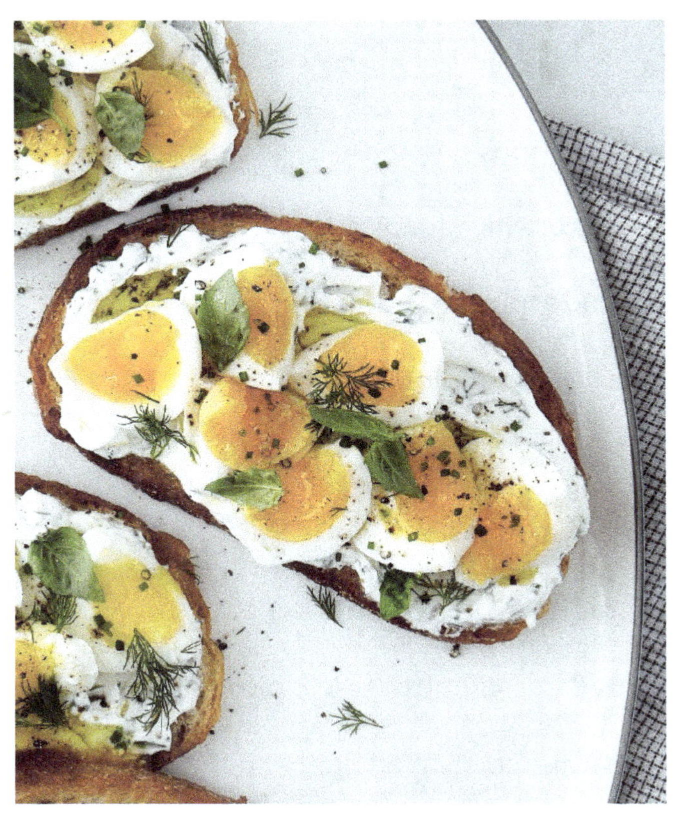

# Cazuela de huevo con pimentón

Tiempo de preparación: 10 minutos

Tiempo de cocción: 28 minutos

Porciones: 4

ingredientes:

- Dos huevos, batidos

- Un pimiento rojo picado, picado

- Un chile picado, picado

- 1/2 cebolla roja, en dados

- Una cucharadita de aceite de canola

- 1/2 cucharadita de sal

- Una cucharadita de pimentón

- Una cucharada de cilantro fresco, picado

- Un diente de ajo, cortado en dados

- Una cucharadita de mantequilla suavizada

- 1/4 cucharadita de escamas de chile

Indicaciones:

1. Cepille el molde de cazuela con aceite de canola y vierta huevos batidos en el interior.

2. Después de esto, lave la mantequilla en la sartén y derrita a fuego medio.

3. Añadir ají y pimiento rojo.

4. Después de esto, agregue la cebolla roja y cocine las verduras durante 7-8 minutos a fuego medio. Revuelva de vez en cuando.

5. Transferir las verduras al molde de cazuela.

6. Agregue sal, pimentón, cilantro, ajo en dados y escamas de chile. Revuelva suavemente con la ayuda de una espátula para obtener una mezcla homogénea.

7. Hornear la cazuela durante 20 minutos a 355F en el horno.

8. Luego enfriar bien la comida y cortar en porciones. Transfiera la cazuela a las placas de servicio con la ayuda de la espátula.

nutrición:

- Calorías: 68

- Grasa: 4,5 g

- Fibra: 1 g

- Carbohidratos: 4,4 g

- Proteína: 3,4 g

# Delicada tortilla con tostadas

Tiempo de preparación: 5 minutos

Tiempo de cocción: 10 minutos

Porciones: 2

ingredientes:

•Dos huevos de gallina

•1 onza de mantequilla

•Queso cuajada de 3 cucharadas

•Sal al gusto

•Pimienta negra molida al gusto

•Dos rebanadas de pan de centeno

Indicaciones:

1.Descongelar la mantequilla en una cacerola pequeña o olla. Batir los huevos y verterlos en el guiso, mezclar con aceite. Revuelva los huevos regularmente a fuego medio para evitar que la mezcla se solidifique desde abajo. Añadir el requesón y mezclar bien, dejando que el queso se disuelva.

2.Cuando la mezcla comience a espesar, retire la cacerola del fuego y continúe removiendo. Los huevos seguirán puestos, gracias al fondo calentado. Agregue sal y pimienta y, si lo desea, condimentos a su gusto o hierbas frescas. Si es necesario, devuelva la sartén al fuego. Revuelva hasta que la masa sea lo suficientemente gruesa, pero aún así mantenga una consistencia delicada y cremosa.

3. Simultáneamente tostar pan en una sartén o una tostadora. Servir tostadas con huevos puestos encima. Agregue champignons fritos, tomates o frijoles enlas si lo desea.

nutriciόn:

•Calorías: 101 Grasa: 0,35 g

•Proteína: 6,2 g

•Hidratos de carbono: 16 g

# Pita con verduras, cebollas fritas y tocino

Tiempo de preparación: 10 minutos Tiempo de cocción: 0 minutos

Porciones: 2

ingredientes:

•Dos pitas

•3 1/2 oz de tocino

•1 1/2 oz de cebolla roja

•Un manojo de ensalada verde

•3 tomates de 1/2 oz

•Dos dientes de ajo

•Sal marina al gusto

•Pimienta negra molida al gusto

•2 cucharadas de aceite vegetal

•1/2 limón

Indicaciones:

1.Cortar la cebolla y el tomate en rodajas, picar finamente el

ajo.

2.Calentar el aceite y freír la cebolla y el tocino hasta que estén

dorados.

3.Añadir el ajo, freír durante aproximadamente un minuto.

4.Poner hojas de lechuga en Pita, poner tomates, cebollas

fritas, y tocino en la parte superior.

5.Antes de servir, espolvorear con jugo de limón, sal, pimienta

nutrición:

• Calorías: 470 Grasa: 21 g Proteína: 14,5 g

• Hidratos de carbono: 50 g

# Caponata de primavera con aceitunas y granada

Tiempo de preparación: 5 minutos

Tiempo de cocción: 25 minutos

Porciones: 4

ingredientes:

- 3 almendras de 1/2 oz

- 10 aceitunas de 1/2 oz

- Tallo de apio de 2 oz

- 100 ml de aceite de oliva

- Alcaparras de 2 onzas

- 1 1/2 onza de azúcar

- 5 oz de pasas

- 50ml de vinagre de vino blanco

- Granada de 1 pieza

- Pimienta negra molida al gusto

Indicaciones:

1.Hervir un litro de agua salada en una cacerola y añadir el apio picado en trozos pequeños en ella durante dos minutos. Escurrir el agua, enfriar el apio para que no pierda su color verde.

2.Verter las almendras en una sartén y poner en el horno durante cinco minutos, precalentadas a 180 grados.

3.Quite las semillas de las aceitunas y picar la carne más o menos.

4.Enjuague las alcaparras saladas y picarlas aproximadamente. Las nueces asadas en el horno también se pican aproximadamente.

5. Calentar el aceite de oliva en una cacerola grande, agregar azúcar, alcaparras, pasas, vinagre, una pizca de pimienta negra, aceitunas y cocer a fuego lento durante cinco minutos. Luego vierta el apio en un guiso y cocine a fuego lento durante otros dos o tres minutos. Al servir, mezclar con semillas de granada y almendras.

nutrición:

• Calorías: 650

• Grasa: 45,8 g

• Proteína: 8 g

• Carbohidratos: 59 g

# Farfalle con aguacate

Tiempo de preparación: 5 minutos

Tiempo de cocción: 15 minutos

Porciones: 4

ingredientes:

•10 1/2 oz de pasta farfalle

•Champignons de 5 oz

•Un manojo de rábano

•Aguacate de una sola pieza

•Perejil de 1 onza

•Atún enlatado de 6 onzas

•Caldo de verduras de 6 cucharadas

•1 cucharada de mostaza

•Sal para degustar Pimienta negra molida al gusto

Indicaciones:

1.Hervir la pasta.

2.Cortar los champignons en platos delgados y freír. Cortar el rábano en 6-8 rebanadas. Cortar el aguacate en rodajas. Picar finamente el perejil.

3.Mezclar el caldo con mostaza, sal y pimienta, verter pasta sobre él.

4.Añadir atún (previamente drenando el líquido), champignons, rábanos, aguacates, perejil. Mezcla todo y deja que se prepare durante media hora en un lugar fresco.

nutrición:

•Calorías: 125

•Grasa: 3,2 g

•Proteína: 7 g

•Hidratos de carbono: 15 g

# Batido de leche de aguacate

Tiempo de preparación: 10 minutos

Tiempo de cocción: 0 minutos

Porciones: 3

ingredientes:

- Un aguacate, pelado, picado

- Dos cucharadas de miel líquida

- 1/2 cucharadita de extracto de vainilla

- 1/2 taza de crema pesada

- 1 taza de leche

- 1/3 taza de cubitos de hielo

Indicaciones:

1.Picar el aguacate y ponerlo en el procesador de alimentos.

2.Agregue miel líquida, extracto de vainilla, crema pesada, leche y cubitos de hielo.

3.Mezclar la mezcla hasta que quede suave.

4.Verter el batido cocido en los vasos de la porción.

nutrición:

- Calorías: 291

- Grasa: 22,1 g

- Fibra: 4,5 g

- Carbohidratos: 22 g

- Proteína: 4,4 g

# Aperitivos

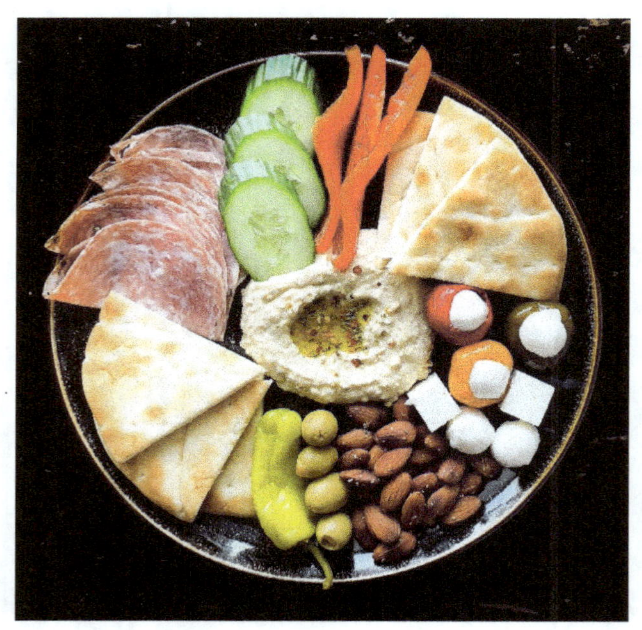

# Buñuelos vegetales

Tiempo de preparación: 10 minutos

Tiempo de cocción: 10 minutos

Porciones: 8

ingredientes:

• Dos dientes de ajo picados

• Dos cebollas amarillas, picadas

• Cuatro cebolletas, picadas

• Dos zanahorias, rallado

• Dos cucharaditas de comino, molido

• 1/2 cucharadita de polvo de cúrcuma

• Sal y pimienta negra al gusto

• 1/4 cucharadita de cilantro, molido

• Dos cucharadas de perejil, picado

• 1/4 cucharadita de jugo de limón

• 1/2 taza de harina de almendras

• Dos remolachas, peladas y raladas

• Dos huevos batidos

•1/4 taza de harina de tapioca

•Tres cucharadas de aceite de oliva

Indicaciones:

1.In un bol, combinar el ajo con las cebollas, cebolletas, y el

resto de los ingredientes excepto el aceite. Revuelva bien y dé

forma a los buñuelos medianos de esta mezcla.

2. Precaliente la sartén a fuego medio-alto, coloque los

buñuelos, cocine durante 5 minutos a cada lado, organice en

un plato y sirva.

nutriciÓn:

•Calorías: 209

•Grasa: 11.2g

•Hidratos de carbono: 4.4g

•Proteína: 4.8g

•Sodio: 726 mg

# Tomate Bruschetta

Tiempo de preparación: 10 minutos

Tiempo de cocción: 10 minutos

Porciones: 6

ingredientes:

• Una baguette, cortada en rodajas

• 1/3 taza de albahaca, picada

• Seis tomates en cubos

• Dos dientes de ajo picados

• Una pizca de sal y pimienta negra

• Una cucharadita de aceite de oliva

• Una cucharada de vinagre balsámico

• 1/2 cucharadita de ajo en polvo Spray para cocinar

Indicaciones:

1.Sitúe las rebanadas de baguette en una hoja de hornear forrada con papel de pergamino, grasa con spray de cocción. Hornear durante 10 minutos a 400 grados.

2.Mezclar los tomates con la albahaca y los ingredientes restantes, bien y dejar a un lado durante 10 minutos. Divida la mezcla de tomate en cada rebanada de baguette, organícelos todos en un plato y sirva.

nutriciÓn:

•Calorías: 162

•Grasa: 4g

•Hidratos de carbono: 29g

•Proteína: 4g

•Sodio: 736mg

# Salsa de yogur

Tiempo de preparación: 10 minutos Tiempo de cocción: 0 minutos

Porciones: 6 Ingredientes:

•2 tazas de yogur griego Dos cucharadas de pistachos, tostados y picados Una pizca de sal y pimienta blanca Dos cucharadas de menta, picadas

•Una cucharada de aceitunas kalamata, deshuesadas y picadas

•1/4 taza de especia zaatar 1/4 taza de semillas de granada

•1/3 taza de aceite de oliva

Indicaciones:

1.Mezclar el yogur con los pistachos y el resto de ingredientes, batir bien, dividir en tazas pequeñas y servir con patatas fritas de pita en el lateral.

nutrición:

•Calorías: 294 Grasa: 18g Carbohidratos: 2g

•Proteína: 10g Sodio: 593 mg

# Blackberries Caprese Pinchos

Tiempo de preparación: 15 minutos

Tiempo de cocción: 0 minutos

Porciones: 4

ingredientes:

•1/2 taza de tomates cherry

•Cuatro hojas de albahaca frescas

•Cuatro moras

•1/4 taza de bolas de mozzarella bebé

Indicaciones:

1.Poner moras, tomates, bolas de mozzarella y albahaca en

brochetas.

2.Una vez hecho esto, servir.

nutrición:

•Calorías: 40

•Grasa: 1.7g

•Carbohidratos totales: 4g

•Proteína: 2g

# Albóndigas de cordero Bulgur

Tiempo de preparación: 10 minutos

Tiempo de cocción: 15 minutos

Porciones: 6

ingredientes:

•Una y 1/2 tazas de yogur griego

•1/2 cucharadita de comino, molido

•1 taza de pepino, triturado

•1/2 cucharadita de ajo picado

•Una pizca de sal y pimienta negra

•1 taza de bulgur

•2 tazas de agua

•Cordero de 1 libra, tierra

•1/4 taza de perejil, picado

•1/4 taza de chalotes, picados

•1/2 cucharadita allspice, molida

•1/2 cucharadita de canela en polvo

•Una cucharada de aceite de oliva

Indicaciones:

1.Mezclar el bulgur con el agua, cubrir el recipiente, dejar a un lado durante 10 minutos, escurrir y transferir a un recipiente.

2.Añadir la carne, el yogur, y el resto de los ingredientes excepto el aceite, remover bien y dar forma a las albóndigas medianas de esta mezcla.

3.Precalentar la sartén a fuego medio-alto, colocar las albóndigas, cocinarlas durante 7 minutos a cada lado, organizarlas todas en un plato y servirlas.

nutrición:

•Calorías: 300

•Grasa: 9.6g

•Hidratos de carbono: 22,6 g

•Proteína: 6.6g Sodio: 644mg

# Yogur griego (utilizado como inmersión)

Tiempo de preparación: 5 minutos

Tiempo de cocción: 0 minutos

Porciones: 1

ingredientes:

•6 onzas de yogur griego (tipo simple y sin grasa)

•1/4 taza de queso feta de tomate-albahaca desmenuzado

•2 cucharadas de mayonesa reducida en grasa

•2 tbsp de perejil fresco picado Surtido de verduras frescas

Indicaciones:

1.Mezclar yogur, queso, mayonesa y perejil en un tazón

pequeño. Divide el dip entre cuencos y sirve con tus verduras

favoritas.

nutrición:

•Calorías: 50 carbohidratos: 4g

•Grasa: 4g Proteína: 2g

# Aceitunas marinadas con cítricos

Tiempo de preparación: 4 minutos

Tiempo de cocción: 0 minutos

Porciones: 2

ingredientes:

•2 tazas de aceitunas verdes mezcladas con hoyos

•1/4 taza de vinagre de vino tinto

•1/4 taza de aceite de oliva virgen extra

•Cuatro dientes de ajo, finamente picados

•Ralladura y jugo de 1 naranja grande

•Una cucharadita de escamas de pimiento rojo

•Dos hojas de laurel

•1/2 cucharadita de comino molido

•1/2 cucharadita de tierra allspice

Indicaciones:

1.Incorporar las aceitunas, vinagre, aceite, ajo, ralladura y jugo

de naranja, escamas de pimiento rojo, hojas de laurel, comino

y allspice y mezclar bien.

2. Sellar y enfriar durante 4 horas o hasta una semana para permitir que las aceitunas se marinan. Óstelo de nuevo antes de servir.

nutriciÓn:

• Calorías: 133 Grasa: 14g

• Hidratos de carbono: 2g

• Proteína: 1g

• Sodio: 714 mg

# Cursos Principales

42

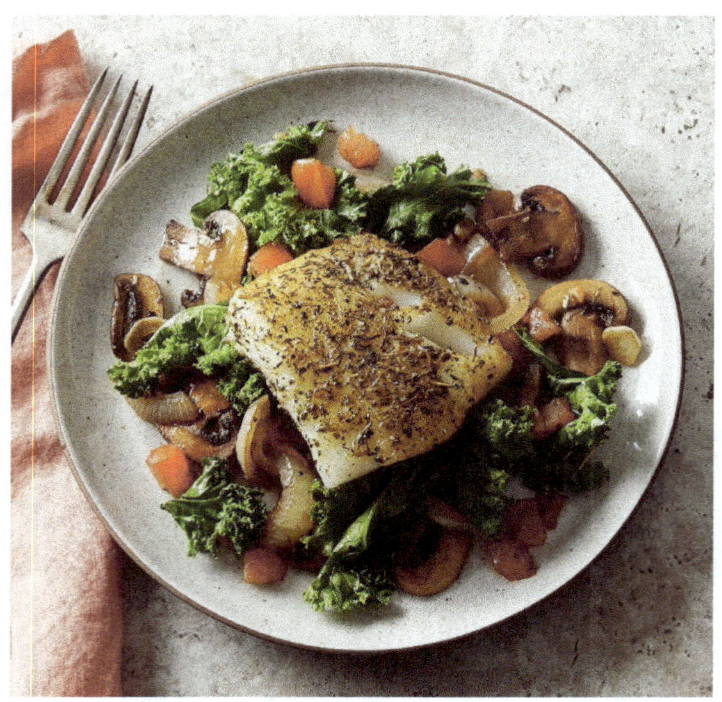

# Saucy Boston Butt

Tiempo de preparación: 15 minutos

Tiempo de cocción: 1 hora 20 minutos

Porciones: 8

ingredientes:

• 1 cucharada de manteca de cerdo, temperatura ambiente

• 2 libras a glúteos de Boston, en cubos

• Sal y pimienta recién molida

• 1/2 cucharadita de mostaza en polvo

• Un montón de cebollas de primavera, picadas

• 2 dientes de ajo picados

• 1/2 cucharada de cardamomo molido

• 2 tomates, puré

• 1 pimiento, deveined y picado

• 1 pimiento jalapén, deveinado y finamente picado

• 1/2 taza de leche de coco sin azúcar

• 2 tazas de caldo de hueso de pollo

Indicaciones:

1.In un wok, derretir la manteca de cerdo a fuego moderado.
Masajee el vientre de cerdo con sal, pimienta y polvo de
mostaza.

2.Sear el cerdo durante 8 a 10 minutos, removiendo
periódicamente para asegurar la cocción; apartar, y
mantenerlo caliente.

3.In el mismo wok, saltear las cebollas de primavera, el ajo y el
cardamomo. Cucharee las verduras salteadas junto con la
carne de cerdo reservada en la olla lenta.

4.Añadir los ingredientes restantes, cubrir con la tapa y
cocinar durante 1 hora y 10 minutos a fuego lento.

nutrición:

•Calorías: 369 Grasa: 20.2g

•Carbohidratos: 2.9g Proteína: 41.3g

•Fibra: 0.7g

# Envolturas de lechuga de frijol cannellini

Tiempo de preparación: 5 minutos

Tiempo de cocción: 10 minutos

Porciones: 1 olla

ingredientes:

• Una cucharada de aceite de oliva virgen extra

• 1/2 taza de cebolla roja en dados (aproximadamente 1/4 de cebolla)

• 3/4 taza de tomates frescos picados (aproximadamente un tomate mediano)

• 1/4 cucharadita de pimienta negra recién molida

• Uno puede cannellini o grandes frijoles del norte

• 1/4 taza de perejil rizado fresco finamente picado

• 1/2 taza de hummus de ajo limonado o 1/2 taza de hummus preparado

• Ocho hojas de lechuga romana

Indicaciones:

1.In un frypan grande a fuego medio, caliente el aceite. Añadir la cebolla y cocinar durante 3 minutos, removiendo de vez en cuando. Añadir los tomates y el pimiento y cocinar durante tres minutos más, removiendo de vez en cuando. Añadir los frijoles y cocinar durante tres minutos más, removiendo de vez en cuando. Quitar del fuego, luego mezclar en el perejil.

2.Extender una cucharada de hummus sobre cada hoja de lechuga. Extienda uniformemente la mezcla de frijoles calientes por el centro de cada hoja. Doblar un lado de la hoja de lechuga sobre el relleno longitudinalmente, luego doblar sobre el otro lado para hacer una envoltura y servir.

nutrición:

•Calorías: 211 Grasa Total: 8g

•Carbohidratos totales: 28g

•Fibra: 8g Proteína: 10g

# Huevos de tomate

Tiempo de preparación: 5 minutos

Tiempo de cocción: 5 minutos

Porciones: 2

ingredientes:

•1 tomate picado

•1 cucharadita de aceite de girasol

•1 taza de perejil fresco, picado

•3 huevos, batidos

•1 oz de queso Feta, desmenuzado

Indicaciones:

1.Calentar el aceite de girasol en la sartén.

2.Luego agregue los tomates picados y el perejil: cocine los ingredientes durante 2 minutos.

3.Después de esto, añadir los huevos y remover bien la mezcla.

4.Cocine el plato durante 2 minutos más, agregue el queso feta y revuelva bien. Cocine la comida durante 1 minuto más.

nutrición:

- Calorías: 169

- Proteína: 11.5g

- Hidratos de carbono: 4,2 g

- Grasa: 12.2g

- Fibra: 1.4g

- Colesterol: 258mg

# Pechuga de pavo tostada con hierbas

Tiempo de preparación: 15 minutos

Tiempo de cocción: 1 hora y 30 minutos

Porciones: 6

ingredientes:

• Dos cucharadas de aceite de oliva virgen extra

• Cuatro dientes de ajo picados

• Ralladura de 1 limón

• Una cucharada de hojas de tomillo frescas picadas

• Una cucharada de hojas de romero frescas picadas

• Dos cucharadas de hojas de perejil italianas frescas picadas

• Una cucharadita de mostaza molida

• Una cucharadita de sal marina

• 1/4 cucharadita de pimienta negra recién molida

• 1 (6 libras) deshuesada, pechuga de pavo con piel

• 1 taza de vino blanco seco

Indicaciones:

1.Precaliente el horno a 325 ° F.

2.In un tazón pequeño, batir el aceite de oliva, el ajo, la ralladura de limón, el tomillo, el romero, el perejil, la mostaza, la sal marina y la pimienta. Extienda la mezcla de hierbas uniformemente sobre la superficie de la pechuga de pavo, afloje la piel y frote debajo también. Coloque la pechuga de pavo en una sartén en un estante, lado de la piel hacia arriba.

3.Verter el vino en la sartén. Asar durante 1 a 11/2 horas hasta que el pavo alcance una temperatura interna de 165 °F.

4.Retirar del horno y dejar reposar durante 20 minutos, en tiendas de campaña con papel de aluminio para mantenerlo caliente, antes de tallarlo.

nutriciÓn:

•Calorías: 392

•Proteína: 84g

•Carbohidratos totales: 2g

•Fibra: 1g

•Grasa total: 6g

# Cuscús de manzana al curry con puerros y pecanas

Tiempo de preparación: 15 minutos

Tiempo de cocción: 8 minutos

Porciones: 4

ingredientes:

•2 cucharaditas de aceite de oliva virgen extra

•2 puerros, solo partes blancas, cortados en rodajas

•1 manzana, en dados

•2 tazas de cuscús cocido

•2 cucharadas de polvo de curry

•1/2 taza de pecana picada

Indicaciones:

1.Calentar el aceite de oliva en una sartén a fuego medio hasta que brieve. Añadir los puerros y saltear durante 5 minutos o hasta que estén suaves.

2.Añadir la manzana en dados y cocinar durante 3 minutos más hasta que esté tierna. Añadir el cuscús y el polvo de curry. Revuelva para combinar.

3.Transferirlos a un tazón de servicio grande, a continuación, mezclar en las nueces y servir.

nutrición:

•Calorías: 254 Grasa: 11.9g

•Proteína: 5.4g Carbohidratos: 34.3g

•Fibra: 5.9g

•Sodio: 15mg

# Costillas fáciles de caída fuera del hueso

Tiempo de preparación: 15 minutos

Tiempo de cocción: 8 horas

Porciones: 4

ingredientes:

•Costillas de espalda de bebé de 1 libra

•4 cucharadas de coco amino

•1/4 taza de vino tinto seco

•1/2 cucharadita de pimienta de Cayena

•1 diente de ajo, triturado

•1 cucharadita de mezcla de hierbas italianas

•1 cucharada de mantequilla

•1 cucharadita de pimienta serrano picada

•1 pimienta italiana, finamente cortada en rodajas

•1 cucharadita de ralladura de limón rallado

Indicaciones:

1.Engrasado los lados y la parte inferior de la crockpot. Coloca

la carne de cerdo y los pimientos en el fondo.

2.Añadir en los ingredientes restantes. Cocción lenta durante 9

horas en un ajuste de calor bajo.

nutriciÓn:

• Calorías: 192

• Grasa: 6.9g

• Carbohidratos: 0.9g

• Proteína: 29.8g

• Fibra: 0.5g

# Salchichas de pollo y pimientos

Tiempo de preparación: 10 minutos

Tiempo de cocción: 20 minutos

Porciones: 6

ingredientes:

• Dos cucharadas de aceite de oliva virgen extra

• 6 Enlaces de salchichas de pollo italianas

• Una cebolla, en rodajas finas

• Un pimiento rojo, sembrado y en rodajas finas

• Un pimiento verde, sembrado y en rodajas finas

• Tres dientes de ajo picados

• 1/2 taza de vino blanco seco

• 1/2 cucharadita de sal marina

• 1/4 cucharadita de pimienta negra recién molida

• Pellizcar escamas de pimiento rojo

Indicaciones:

1.In una sartén enorme a fuego medio-alto, calentar el aceite de oliva hasta que brible.

2.Añadir las salchichas y cocinar durante 5 a 7 minutos, de vez en cuando girando hasta que se doren, y alcanzan una temperatura interna de 165 ° F.  Con pinzas, retire la salchicha de la sartén y retírela en un plato, en una tienda de campaña con papel de aluminio para mantenerse caliente.

3.Devolver la sartén a calentar y añadir la cebolla, pimiento rojo y pimiento verde. Cocine durante 5 a 7 minutos, removiendo de vez en cuando, hasta que las verduras comiencen a dorar.

4.Añadir el ajo y cocinar durante 30 segundos, removiendo constantemente.

5.Revuelva en el vino, la sal marina, la pimienta y los copos de pimiento rojo.

6.Use la parte superior de una cuchara para molir y doblar en cualquier pedacito marrón de la parte inferior de la sartén.

7.Cocer a fuego lento durante unos 4 minutos más, removiendo, hasta que el líquido se reduzca a la mitad.

Cuchara los pimientos sobre las salchichas y servir.

nutrición:

• Calorías: 173

• Proteína: 22g

• Carbohidratos totales: 6g

• Grasa total: 5g

# Garbanzos minestrone y cazuela de macarrones

Tiempo de preparación: 15 minutos

Tiempo de cocción: 7 horas y 20 minutos

Porciones: 5

ingredientes:

•1 lata de garbanzos, escurridos y enjuagados

•1 (28 onzas/794-g) tomates en dados, con el jugo

•1 (6 onzas/170 g) puede no-sal-añadido pasta de tomate

•3 zanahorias medianas, cortadas en rodajas

•3 dientes de ajo picados

•1 cebolla amarilla mediana, picada

•1 taza de sopa de verduras baja en sodio

•1/2 cucharadita de romero seco

•1 cucharadita de orégano seco

•2 cucharaditas de jarabe de arce

•1/2 cucharadita de sal marina

•1/4 cucharadita de pimienta negra molida

• Frijoles verdes frescos de 1/2 libra (227 g), recortados y cortados en trozos del tamaño de un bocado

• 1 taza de pasta de macarrones

• 2 onzas (57 g) queso parmesano, rallado

Indicaciones:

1. A excepción de las judías verdes, la pasta y el queso parmesano, combine todos los ingredientes en la olla lenta y revuelva para mezclar bien.

2.Poner la tapa de la olla lenta en y cocinar en baja durante 7 horas.

3.Doblar en la pasta y judías verdes. Cocine en alto en 20 minutos o hasta que la verdura esté suave y la pasta esté al dente.

4.Ponlo en un bol de servir y untar con queso parmesano antes de servir.

nutrición:

- Calorías: 349

- Grasa: 6.7g

- Proteína: 16.5g

- Carbohidratos: 59.9g

- Fibra: 12.9g

- Sodio: 937mg

# Limonero Farro y Aguacate Bowl

Tiempo de preparación: 5 minutos Tiempo de cocción: 25 minutos

Porciones: 4

ingredientes:

•1 cucharada y 2 cucharadas de aceite de oliva virgen extra, dividido

•1/2 cebolla mediana, picada

•1 zanahoria, triturada

•2 dientes de ajo picados

•1 (6 onzas / 170 g) taza de farro perlado

•2 tazas de sopa de verduras baja en sodio

•2 aguacates, pelados, picados y en rodajas

•Ralladura y jugo de 1 limón pequeño

•1/4 cucharadita de sal marina

Indicaciones:

1.Calentar 1 cucharada de aceite de oliva en una cacerola a fuego medio-alto hasta que bri brieen.

2.Poner la cebolla, luego saltear durante 5 minutos o hasta que sea translúcido. Añadir la zanahoria y el ajo y saltear durante 1 minuto o hasta que esté fragante.

3.Añadir el farro y verter en la sopa de verduras. Llevar a ebullición a fuego alto. Reducir el calor a bajo. Poner la tapa y cocer a fuego lento durante 20 minutos o hasta que el farro esté al dente.

4.Transferirlo a un tazón grande, luego doblar en las rodajas de aguacate. Espolvorear con ralladura de limón y sal, luego rociar con jugo de limón y 2 cucharaditas de aceite de oliva. Remover para mezclar bien y servir inmediatamente.

nutrición:

•Calorías: 210 Grasa: 11.1g

•Proteína: 4.2g Carbohidratos: 27.9g

•Fibra: 7.0g Sodio: 152mg

# Frijoles horneados italianos

Tiempo de preparación: 5 minutos

Tiempo de cocción: 15 minutos

Porciones: 4

ingredientes:

• Dos cucharaditas de aceite de oliva virgen extra

• 1/2 taza de cebolla picada (aproximadamente 1/4 de cebolla)

• 1 (12 onzas) puede pasta de tomate baja en sodio

• 1/4 taza de vinagre de vino tinto

• Dos cucharadas de miel

• 1/4 cucharadita de canela molida

• 1/2 taza de agua

• Dos latas cannellini o grandes frijoles del norte, sin desnfrenar

Indicaciones:

1.In una cacerola mediana a fuego medio, calentar el aceite.

2.Añadir la cebolla, luego cocinarla durante 5 minutos, removiendo con frecuencia. Agregue la pasta de tomate, el vinagre, la miel, la canela y el agua, y mezcle bien. Gire el calor a bajo.

3.Trench y enjuague una lata de los frijoles en un colador y añadir a la cacerola. Vierta toda la segunda lata de frijoles (incluido el líquido) en la cacerola. Dejar cocer durante 10 minutos, de vez en cuando removiendo, y servir.

nutriciÓn:

•Calorías: 236

•Grasa total: 3g

•Carbohidratos totales: 42g

•Fibra: 11g

•Proteína: 10g

# Ajo-Espárragos Descuso Israelí

Tiempo de preparación: 5 minutos

Tiempo de cocción: 25 minutos

Porciones: 4

ingredientes:

•1 taza de queso de cabra de ajo y hierba (aproximadamente 4 onzas)

•11/2 libras de espárragos lanzas de espárragos recortados y tallos picados en trozos de 1 pulgada (aproximadamente 23/4 a 3 tazas picadas)

•Una cucharada de aceite de oliva virgen extra

•Un diente de ajo, picado (aproximadamente 1/2 cucharadita)

•1/4 cucharadita de pimienta negra recién molida

•13/4 tazas de agua

•1 (8 onzas) caja de trigo integral crudo o cuscús israelí regular (casi 11/3 tazas)

•1/4 cucharadita kosher o sal marina

Indicaciones:

1.Precaliente el horno a 425 ° F.  Poner el queso de cabra en el mostrador para llevar a temperatura ambiente.

2.In un tazón grande, mezcle los espárragos, el aceite, el ajo y la pimienta. Ponga los espárragos en una hoja de hornear, luego asar durante 10 minutos, removiendo unas cuantas veces. Quite la sartén del horno y cucharear los espárragos en un tazón grande.

3. Mientras los espárragos están asados, en una cacerola mediana, llevar el agua a ebullición. Añadir el cuscús y la sal. Reduzca el calor a medio-bajo, cubra y cocine durante 12 minutos, o hasta que se absorba el agua.

4.Verter el cuscús caliente en el recipiente con los espárragos. Añadir el queso de cabra, mezclar bien hasta que esté completamente derretido, y servir.

nutrición:

• Calorías: 263

• Grasa total: 9g

• Carbohidratos totales: 36g

• Fibra: 3g

• Proteína: 11g

# Muffins de desayuno con carne de cerdo molida

Tiempo de preparación: 15 minutos

Tiempo de cocción: 25 minutos

Porciones: 6

ingredientes:

•1 mantequilla de palo

•3 huevos grandes, ligeramente batidos

•2 cucharadas de leche llena de grasa

•1/2 cucharadita de cardamomo molido

•3 1/2 tazas de harina de almendras

•2 cucharadas de harina de linaza

•1 cucharadita de levadura en polvo

•2 tazas de carne de cerdo molida

•Sal y pimienta, a tu gusto

•1/2 cucharadita de albahaca seca

Indicaciones:

1.In la sartén precalentada, cocine la carne de cerdo molida hasta que los jugos se despeje, aproximadamente 5 minutos.

2.Añadir los ingredientes restantes y remover hasta que estén bien combinados.

3. Cucharee la mezcla en tazas de muffin ligeramente engrasadas: hornee en el horno precalentado a 5 grados F durante aproximadamente 17 minutos.

4.Deje que sus muffins se enfríen antes de desmoldar y almacenar.

nutriciÓn:

•Calorías: 330

•Grasa: 30.3g

•Carbohidratos: 2.3g

•Proteína: 19g

•Fibra: 1.2g

# Pechugas de pollo picantes

Tiempo de preparación: 15 minutos

Tiempo de cocción: 30 minutos

Porciones: 6

ingredientes:

- 1 1/2 libras de pechugas de pollo

- 1 pimiento, deveined y picado

- 1 puerro picado

- 1 tomate, puré

- 2 cucharadas de cilantro

- 2 dientes de ajo picados

- 1 cucharadita de pimienta de Cayena

- 1 cucharadita de tomillo seco

- 1/4 taza de coco amino

- Sal marina

- Pimienta negra molida

Indicaciones:

1.Frote cada pechuga de pollo con ajo, pimienta de Cayena, tomillo, sal y pimienta negra. Cocine el pollo en una cacerola a fuego medio-alto.

2.Sear durante unos 5 minutos hasta que se doren dorados por todos los lados. Doblar en el puré de tomate y el amino de coco, y llevarlo a ebullición. Agregue la pimienta, el puerro y el cilantro.

3.Reducir el calor a fuego lento. Continuar cocinando, parcialmente cubierto, durante unos 20 minutos.

nutriciÓn:

•Calorías: 239

•Grasa: 6g

•Carbohidratos: 5.5g

•Proteína: 34.3g

•Fibra: 1g

# marisco

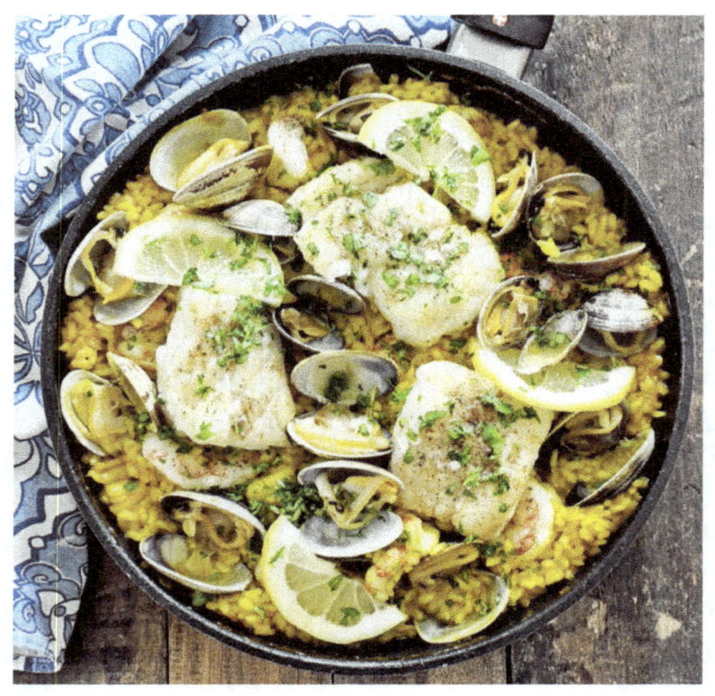

# Instant Pot Furtivamente Salmón

Tiempo de preparación: 10 minutos

Tiempo de cocción: 3 minutos

Porciones: 4

ingredientes:

•Un limón, cortado en rodajas de 1/4 de pulgada de espesor

•4 filetes de salmón sin piel (6 onzas / 170 g), 11/2 pulgadas

de espesor

•1/2 cucharadita de sal

•1/4 cucharadita de pimienta

•1/2 taza de agua

Indicaciones:

1. Recubrimiento de las rodajas de limón en la parte inferior

de la olla instantánea.

2.Sazonar el salmón con sal y pimienta, luego coloque el

salmón (lado de la piel hacia abajo) en la parte superior de las

rodajas de limón. Verter en el agua.

3.Cierre la tapa. Elija el modo Manual y ajuste el tiempo de cocción durante 3 minutos a alta presión.

4. Una vez que se haya completado la cocción, haga una liberación rápida de presión. Abra cuidadosamente la tapa.

5.Servir caliente.

nutrición:

•Calorías: 350

•Grasa: 23.0g

•Proteína: 35.0g

•Carbohidratos: 0g

•Fibra: 0g

•Sodio: 390mg

# Camarones asados de ajo con pasta de calabacín

Tiempo de preparación: 10 minutos

Tiempo de cocción: 10 minutos

Porciones: 2

ingredientes:

•2 calabacines de tamaño mediano, cortados en tiras delgadas

o fideos de espagueti

•Sal y pimienta al gusto

•1 limón, zested y jugoso

•2 dientes de ajo picados

•2 cucharadas de ghee, derretido

•2 cucharadas de aceite de oliva

•Camarones de 8 onzas, limpiados y deveinados

Indicaciones:

1.Precaliente el horno a 400 ° F.

2.In un recipiente de mezcla, mezcle todos los ingredientes

excepto los fideos de calabacín. Lazo para recubrir el camarón.

3.Hornear durante 10 minutos hasta que los camarones se

vuelvan rosados.

4.Añadir la pasta de calabacín, luego lancar.

nutriciÓn:

•Calorías: 299

•Grasa: 23.2g

•Proteína: 14.3g

•Carbohidratos: 10.9g

# Salsa de coco en tacos de pescado Chipotle

Tiempo de preparación: 10 minutos

Tiempo de cocción: 10 minutos

Porciones: 4

ingredientes:

- 1/4 taza de cilantro fresco picado

- 1/2 taza de tomate ciruela sembrado y finamente picado

- 1 taza de mango pelado y finamente picado

- 1 cal cortada en cuñas

- 1 cucharada de chipotle Chile en polvo

- 1 cucharada de aceite de cártamo

- 1/3 taza de cebolla roja finamente picada

- 10 cucharadas de zumo de lima fresca, dividido

- 4 filetes de bacalao deshuesados y sin piel de 6 onzas

- 5 cucharadas de coco desmenuzado seco sin azúcar

- 8 piezas de tortillas de 6 pulgadas, calentadas

Indicaciones:

1. Batir bien chile en polvo, aceite y 4 cucharadas de jugo de lima en un plato de hornear de vidrio. Añadir el bacalao y marinar durante 12 – 15 minutos. Girando una vez a mitad de camino a través del tiempo de marinado.

2.Hacer la salsa mezclando coco, 6 cucharadas de jugo de lima, cilantro, cebollas, tomates y mangos en un tazón mediano. reservar.

3. En alto, calentar una sartén de parrilla. Colocar el bacalao y asar a la parrilla durante cuatro minutos por lado, girando sólo una vez.

4. Una vez cocido, cortar el bacalao en copos grandes y dividir uniformemente en la tortilla.

5. Divida uniformemente la salsa encima del bacalao y sirva con un lado de cuñas de lima.

nutrición:

•Calorías: 477 Proteína: 35.0g

•Grasa: 12.4g Carbohidratos: 57.4g

# Eneldo horneado lubina

Tiempo de preparación: 10 minutos Tiempo de cocción: 15 minutos

Porciones: 6

ingredientes:

•1/4 taza de aceite de oliva

•2 libras (907 g) de lubina

•Sal marina y pimienta recién molida

•Un diente de ajo, picado

•1/4 taza de vino blanco seco

•Tres cucharaditas de eneldo fresco

•Dos cucharaditas de tomillo fresco

Indicaciones:

1.Precalentar el horno a 425ºF.

2.Cepille el fondo de una sartén con aceite de oliva. Poner el pescado en la sartén y cepillar el pescado con aceite.

3.Sazonar el pescado con sal marina y pimienta recién molida. Combine los ingredientes restantes y vierta sobre el pescado.

4.Hornear en el horno precalentado durante 10 a 15 minutos, dependiendo del tamaño del pescado.

5.Servir caliente.

nutriciÓn:

•Calorías: 224 Grasa: 12.1g Proteína: 28.1g

•Carbohidratos: 0.9g Fibra: 0.3g Sodio: 104mg

# Mostaza de Dijon y camarón marinado de lima

Tiempo de preparación: 10 minutos

Tiempo de cocción: 10 minutos

Porciones: 8

ingredientes:

•1/2 taza de jugo de lima fresca, más ralladura de lima como guarnición

•1/2 taza de vinagre de arroz

•1/2 cucharadita de salsa picante

•1 hoja de laurel

•1 taza de agua

•1 lb. de camarón crudo, pelado y deveined

•1 cebolla roja mediana, picada

•2 cucharadas de alcaparras

•2 cucharadas de mostaza de Dijon

•3 clavos enteros

Indicaciones:

1. Mezcle la salsa picante, la mostaza, las alcaparras, el jugo de lima y la cebolla en un plato de hornear poco profundo y reserve.

2.Llevar a ebullición en una hoja de laurel de cacerola grande, clavo, vinagre y agua.

3.Una vez hirviendo, añadir las gambas y cocinar durante un minuto mientras se agita continuamente.

4. Drene los camarones y vierta los camarones en la mezcla de cebolla.

5. Durante una hora, refrigere mientras cubre los camarones.

6.A continuación, servir camarones fríos y aderezados con ralladura de lima.

nutrición:

•Calorías: 232.2

•Proteína: 17.8g

•Grasa: 3g

•Carbohidratos: 15g

# Salmón al horno en papel de aluminio

Tiempo de preparación: 5 minutos

Tiempo de cocción: 25 minutos

Porciones: 4

ingredientes:

•2 tazas de tomates cherry

•Tres cucharadas de aceite de oliva virgen extra

•Tres cucharadas de zumo de limón

•Tres cucharadas de mantequilla de almendras

•Una cucharadita de orégano

•1/2 cucharadita de sal

•4 filetes de salmón (5 onzas / 142 g)

Indicaciones:

1.Precalentar el horno a 400ºF

2.Cortar los tomates por la mitad y ponerlos en un bol.

3.Agregue el aceite de oliva, el jugo de limón, la mantequilla,

el orégano y la sal a los tomates y tire suavemente para

combinar.

4.Cortar cuatro piezas de papel de aluminio, alrededor de 12

por 12 pulgadas cada uno.

5.Coloque los filetes de salmón en el medio de cada pieza de

papel de aluminio.

6.Dividir la mezcla de tomate uniformemente sobre las cuatro

piezas de salmón. Reúna los extremos de la lámina y selle para

formar un bolsillo cerrado.

7.Coloque los cuatro paquetes en una hoja de hornear —

Hornee en el horno precalentado durante 25 minutos.

8.Quitar del horno y servir en un plato.

nutrición:

•Calorías: 410 Grasa: 32.0g

•Proteína: 30.0g Carbohidratos: 4.0g

•Fibra: 1.0g

•Sodio: 370mg

# Bacalao al horno con costra de hierbas

Tiempo de preparación: 5 minutos

Tiempo de cocción: 10 minutos

Porciones: 4

ingredientes:

•1/4 taza de miel

•1/4 cucharadita de sal

•1/2 taza panko

•1/2 cucharadita de pimienta

•1 cucharada de aceite de oliva virgen extra

•1 cucharada de jugo de limón

•1 cucharadita de albahaca seca

•1 cucharadita de perejil seco

•1 cucharadita de romero 4 piezas de filetes de bacalao de 4 onzas


Indicaciones:

1. Con aceite de oliva, engrase una bandeja de hornear de 9 x 13 pulgadas y precaliente el horno a 375 ° F.

2.In una mezcla de bolsa con cremallera panko, romero, sal, pimienta, perejil y albahaca.

3. Untar uniformemente los filetes de bacalao en plato preparado y rociar con jugo de limón.

4.A continuación, cepille los filetes con miel por todos los lados. Deseche la miel restante si la hubiera.

5. Luego divida uniformemente la mezcla de panko encima de los filetes de bacalao.

6.Pop en el horno y hornear durante diez minutos o hasta que se cocine el pescado.

7.Servir y disfrutar.

nutrición:

•Calorías: 137

•Proteína: 5g

•Grasa: 2g

•Carbohidratos: 21g

# Eneldo Sabor en lubina blanca

Tiempo de preparación: 10 minutos

Tiempo de cocción: 12 minutos

Porciones: 4

ingredientes:

•1 1/2 cucharada de cebolla blanca picada

•1 1/2 cucharadita de eneldo fresco picado

•1 limón, descuartizado

•1 cucharadita de mostaza de Dijon

•1 cucharadita de jugo de limón

•1 cucharadita de alcaparras de bebé encurtidos, escurridas

•4 piezas de filetes de lubina blanca de 4 onzas

Indicaciones:

1. Precaliente el horno a 375 ° F.

2.Mezclar jugo de limón, mostaza, eneldo, alcaparras y

cebollas en un tazón pequeño.

3.Prepare cuatro cuadrados de papel de aluminio y coloque 1

filete por papel de aluminio.

4.Exprimir una cuña de limón por pescado.

5. Divida uniformemente en 4 el eneldo extendido y llovizna sobre el filete.

6.Close la lámina sobre el pescado de forma segura y pop en el horno.

7.Hornear durante 10 a 12 minutos o hasta que el pescado se cocine.

8.Retire de papel de aluminio y transferir a un plato de servicio, servir y disfrutar.

nutriciÓn:

•Calorías: 115

•Proteína: 7g;

•Grasa: 1g;

•Carbohidratos: 12g

# Ajo Sartén Salmón

Tiempo de preparación: 5 minutos

Tiempo de cocción: 16 minutos

Porciones: 4

ingredientes:

•Una cucharada de aceite de oliva virgen extra

•Dos dientes de ajo picados

•Una cucharadita de pimentón ahumado

•11/2 tazas de uva o tomates cherry, descuartizados

•1 (12 onzas / 340 g) pimientos rojos asados en jarra, escurridos y picados

•Una cucharada de agua

•1/4 cucharadita de pimienta negra recién molida

•1/4 cucharadita kosher o sal marina

•Filetes de salmón de 1 libra (454 g), piel extraída y cortada en ocho trozos

•Una cucharada de zumo de limón recién exprimido

Indicaciones:

1.In un frypan grande, calentar el aceite. Poner el pimentón ahumado y el ajo y cocinar durante 1 minuto, removiendo a menudo.

2.Poner los tomates, pimientos asados, agua, pimienta negra y sal.

3.Aumentar el calor, dejar que se cueza a fuego lento, y cocinar durante 3 minutos, removiendo irregularmente y rompiendo los tomates con una cuchara de madera hacia el final del tiempo de cocción.

4.Añadir el salmón a la sartén, y cuchara un poco de la salsa sobre la parte superior. Cierre la tapa y cocine durante 10 a 12 minutos. Usted puede esperar hasta que el salmón se cocina a través de y sólo comienza a escamas.

5.Retire el frypan del fuego, y espolvoree el jugo de limón sobre la parte superior del pescado.

6.Removiendo la salsa, luego romper el salmón en trozos con un tenedor. Servir caliente.

nutrición:

- Calorías: 255 Grasa: 11.7g

- Proteína: 24.2g Carbohidratos: 5.9g

- Fibra: 1.2g

- Sodio: 809mg

# ensaladas

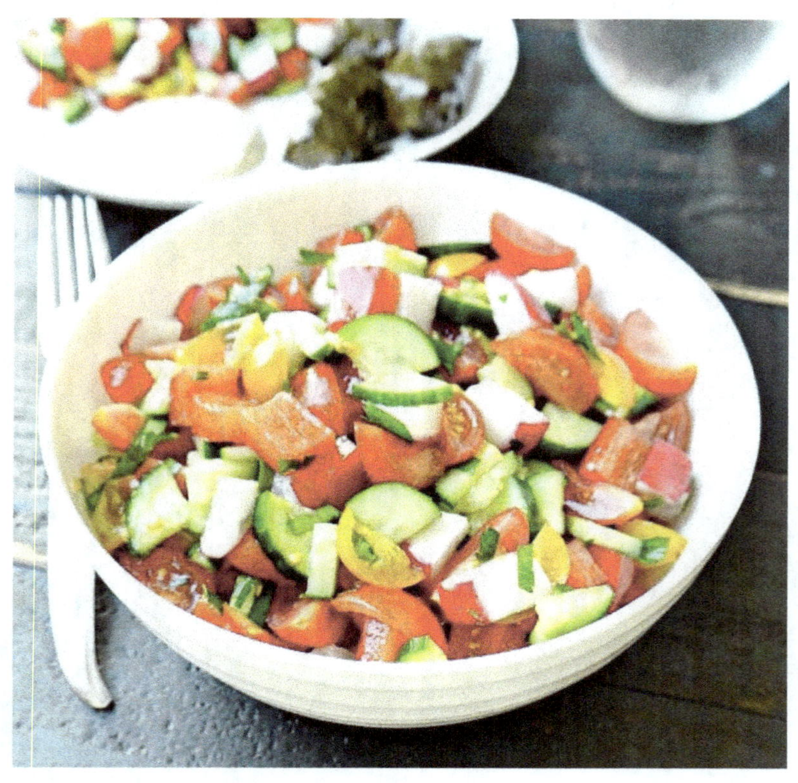

# Ensalada de manzanas y granada

Tiempo de preparación: 10 minutos Tiempo de cocción: 0 minutos

Porciones: 4

ingredientes:

•3 manzanas grandes, corazón y cubos 1 taza de semillas de granada

•3 tazas de rúcula bebé 1 taza de nueces, picadas

•1 cucharada de aceite de oliva 1 cucharadita de semillas de sésamo blanco

•2 cucharadas de vinagre de sidra de manzana

•Sal y pimienta negra al gusto

Indicaciones:

1.Mezclar las manzanas con la rúcula y el resto de ingredientes en un bol. Poner y servir frío.

nutrición:

• Calorías: 160 Grasa: 4.3g

• Fibra: 5.3g Carbohidratos: 8.7g

• Proteína: 10g

# Ensalada de cítricos con col rizada e hinojo

Tiempo de preparación: 15 minutos

Tiempo de cocción: 0 minutos

Porciones: 2

ingredientes:

apósito:

- Tres cucharadas de aceite de oliva

- Dos cucharadas de zumo de naranja fresco

- Una cucharada de vinagre de naranja sanguina, otro vinagre de naranja o vinagre de sidra

- Una cucharada de miel

- Sal y pimienta negra recién molida

ensalada:

- 2 tazas de col rizada de bebé empacada

- Un ombligo mediano o naranja sanguina, segmentado

- 1/2 bulbo de hinojo pequeño, tallos y hojas removidos, cortados en cerillas

• Tres cucharadas de nueces tostadas, picadas

• 2 onzas (57 g) de queso de cabra, desmenuzado

Indicaciones:

Haga el apósito:

1.Mezclar el aceite de oliva, el jugo de naranja, el vinagre y la miel en un bol pequeño y batir para combinar. Sazonar con sal y pimienta al gusto. reservar.

Hacer la ensalada:

2.Divida la col rizada, los segmentos de naranja, el hinojo, las pacanas y el queso de cabra uniformemente entre dos platos.

3. Espolvorear la mitad del aderezo sobre cada ensalada, y servir.

nutriciόn:

• Calorías: 503 Grasa: 39.1g Proteína: 13.2g

• Carbohidratos: 31.2g Fibra: 6.1g Sodio: 156mg

# Anacardos y ensalada de repollo rojo

Tiempo de preparación: 10 minutos

Tiempo de cocción: 0 minutos Porciones: 4

ingredientes:

•Col roja de 1 libra, triturada

•2 cucharadas de cilantro, picado

•1/2 taza de anacardos reducidos a la mitad 2 cucharadas de

aceite de oliva

•1 tomate, cubo Una pizca de sal y pimienta negra

•1 cucharada de vinagre blanco

Indicaciones:

1.Mezclar la col con el cilantro y el resto de ingredientes en

una ensaladora, lanzar y servir frío.

nutrición:

•Calorías: 210 Grasa: 6.3g Fibra: 5.2g

•Carbohidratos: 5.5g Proteína: 8g

# Ensalada de frijoles verdes y Halloumi

Tiempo de preparación: 20 minutos

Tiempo de cocción: 5 minutos

Porciones: 2

ingredientes:

apósito:

- 1/4 taza de leche de coco sin azúcar

- Una cucharada de aceite de oliva

- Dos cucharaditas de zumo de limón recién exprimido

- 1/4 cucharadita de ajo en polvo

- 1/4 cucharadita de cebolla en polvo

- Sal de pellizcar

- Pellizcar pimienta negra recién molida

ensalada:

- 1/2 libra (227 g) judías verdes frescas, recortadas

- 2 onzas (57 g) de queso Halloumi, cortado en rodajas de 2 (1/2 pulgada de espesor)

•1/2 taza de tomates cherry o uva reducidos a la mitad

•1/4 taza de cebolla dulce en rodajas finas

Indicaciones:

Haga el apósito:

1.Combine la leche de coco, el aceite de oliva, el jugo de limón, la cebolla en polvo, el ajo en polvo, la sal y la pimienta en un tazón pequeño y batir bien. reservar.

Hacer la ensalada:

2.Llene una olla de tamaño mediano con aproximadamente 1 pulgada de agua y agregue las judías verdes. Cubrirlos y cocerlos al vapor durante unos 3 a 4 minutos, o simplemente hasta que los frijoles estén tiernos. No cocer en exceso. Escurrir los frijoles, enjuagarlos inmediatamente con agua fría y dejarlos a un lado para enfriarlos.

3.Calentar una sartén antiadherente a fuego medio-alto y colocar las rodajas de Halloumi en la sartén caliente. Después de alrededor de 2 minutos, compruebe si el queso está dorado en la parte inferior. Si es así, voltear las rodajas y cocinar durante otro minuto o hasta que el segundo lado esté dorado.

4.Retire el queso de la sartén y corte cada pieza en cubos (aproximadamente 1 pulgada cuadrada).

5.Coloque las judías verdes, las rodajas de halloumi, los tomates y la cebolla en un tazón grande y la lad para combinar.

6.Espolvorear el aderezo sobre la ensalada y echar bien para combinar. Servir inmediatamente.

nutrición:

•Calorías: 274 Grasa: 18.1g

•Proteína: 8.0g Carbohidratos: 16.8g

•Fibra: 5.1g

•Sodio: 499mg

# Ensalada de rúcula, sandía y feta

Tiempo de preparación: 10 minutos Tiempo de cocción: 0

minutos

Porciones: 2

ingredientes:

•3 tazas de rúcula empacada

•21/2 tazas de sandía, cortadas en cubos del tamaño de una

mordida

•2 onzas (57 g) de queso feta, desmenuzado

•Dos cucharadas de esmalte balsámico

Indicaciones:

1.Dividir la rúcula entre dos placas.

2.Dividir los cubos de sandía entre los lechos de rúcula.

3.Esparcir la mitad del queso feta sobre cada ensalada.

4.Rocíe alrededor de una cucharada del esmalte (o más si se

desea) sobre cada ensalada. Servir inmediatamente.

nutrición:

- Calorías: 157

- Grasa: 6.9g

- Proteína: 6.1g

- Carbohidratos: 22.0g

- Fibra: 1.1g

- Sodio: 328mg

# Ensalada de pimientos y lentejas

Tiempo de preparación: 10 minutos Tiempo de cocción: 0 minutos

Porciones: 4

ingredientes:

• 14 onzas de lentejas enlatados, escurridas y enjuagadas

• 2 cebollas de primavera, picadas 1 pimiento rojo, picadas

• 1 pimiento verde, picado 1 cucharada de jugo de lima fresca

1/3 taza de cilantro, picado

• 2 cucharaditas de vinagre balsámico

Indicaciones:

1.In una ensaladora, combina las lentejas con cebollas, pimientos y el resto de ingredientes. Lan y sirvan.

nutrición:

• Calorías: 200 Grasa: 2.45g Fibra: 6.7g Carbohidratos: 10.5g

• Proteína: 5.6g

# postres

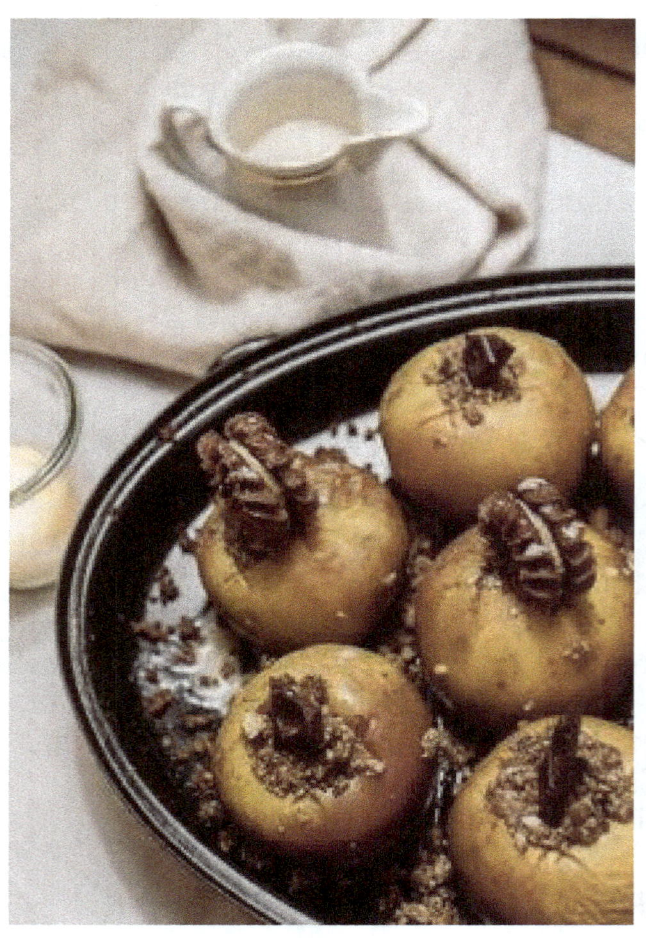

# Guiso mixto de bayas

Tiempo de preparación: 10 minutos Tiempo de cocción: 15 minutos

Porciones: 6

ingredientes:

•Ralladura de 1 limón, jugo rallado de 1 limón

•1/2 pinta de arándanos de 1 pinta fresas a la mitad

•2 tazas de agua 2 cucharadas de stevia

Indicaciones:

1.Mezclar las bayas con el agua, stevia, y los otros ingredientes en una sartén. Llevar a fuego lento, cocinar a fuego medio durante 15 minutos, dividir en cuencos y servir frío.

nutrición:

•Calorías: 172 Grasa: 7 g

•Fibra: 3,4 g Carbohidratos: 8 g

•Proteína: 2,3 g

# Tazones de mango

Tiempo de preparación: 30 minutos

Tiempo de cocción: 0 minutos

Porciones: 4

ingredientes:

• 3 tazas de mango, cortadas en trozos medianos

• 1/2 taza de agua de coco

• 1/4 taza de stevia

• 1 cucharadita de extracto de vainilla

Indicaciones:

1.Mezclar el mango con el resto de ingredientes en una licuadora. Pulse bien, divida en cuencos y sirva frío.

nutrición:

• Calorías: 122

• Grasa: 4 g

• Fibra: 5,3 g

• Carbohidratos: 6,6 g

• Proteína: 4,5 g

# Pastel de naranja y albaricoques

Tiempo de preparación: 10 minutos

Tiempo de cocción: 20 minutos

Porciones: 8

ingredientes:

•3/4 taza de stevia

•2 tazas de harina de almendras

•1/4 taza de aceite de oliva

•1/2 taza de leche de almendras

•1 cucharadita de levadura en polvo

•2 huevos 1/2 cucharadita de extracto de vainilla

•Jugo y ralladura de 2 naranjas

•2 tazas de albaricoques, picados

Indicaciones:

1.Mezclar la stevia con la harina y el resto de ingredientes en un bol. Batir y verter en una sartén de pastel forrada con papel de pergamino.

2.Introducir en el horno a 375 grados F, hornear durante 20 minutos, enfriar, cortar y servir.

nutriciÓn:

- Calorías: 221

- Grasa: 8,3 g

- Fibra: 3,4 g

- Carbohidratos: 14,5 g

- Proteína: 5 g

# Crema de cacao y peras

Tiempo de preparación: 10 minutos

Tiempo de cocción: 0 minutos

Porciones: 4

ingredientes:

•2 tazas de cremosa pesada 1/3 taza de stevia

•3/4 taza de cacao en polvo 6 onzas de chocolate negro,

Ralladura picada de 1 limón

•2 peras picadas

Indicaciones:

1.Pulse la crema, la stevia y el resto de ingredientes en una licuadora. Dividir en tazas y servir frío.

nutriciÓn:

•Calorías: 172 Grasa: 5,6 g

•Fibra: 3,5 g Carbohidratos: 7,6 g

•Proteína: 4 g

# Fudge de vainilla de cal

Tiempo de preparación: 3 horas

Tiempo de cocción: 0 minutos

Porciones: 6

ingredientes:

•1/3 taza de mantequilla de anacardo 5 cucharadas de jugo

de lima

•1/2 cucharadita de ralladura de lima, rallado 1 cucharada de

stevia

Indicaciones:

1.In un bol, mezclar la mantequilla de anacardo con los otros

ingredientes y batir bien.

2. Forme una bandeja de muffin con papel de pergamino,

saque 1 cucharada de mezcla de fudge de lima en cada una de

las latas de muffin y manténgala en el congelador durante 3

horas antes de servir.

nutrición:

•Calorías: 200 Grasa: 45 g Fibra: 3,4 g

•Carbohidratos: 13,5 g Proteína: 5 g